DES

INTÉRÊTS

MORAUX ET MATÉRIELS

DE LA PROFESSION MÉDICALE

PAR

J.-B.-P. BRUN-SÉCHAUD

MEMBRE DE LA COMMISSION CHARGÉE D'EXAMINER
CETTE QUESTION

LIMOGES

IMPRIMERIE DE CHAPOULAUD FRÈRES

Décembre 1859

DES
INTÉRÊTS
MORAUX ET MATÉRIELS
DE LA PROFESSION MÉDICALE

PAR

J.-B.-P. BRUN-SÉCHAUD
MEMBRE DE LA COMMISSION CHARGÉE D'EXAMINER
CETTE QUESTION

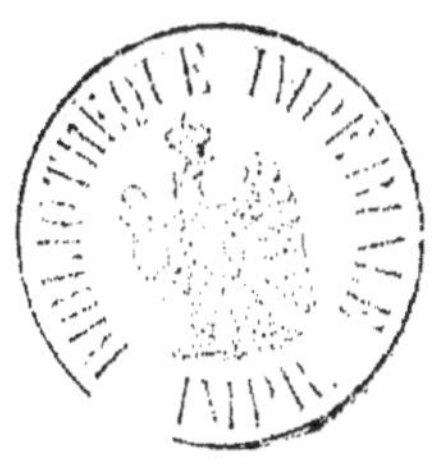

Toutes les bonnes maximes sont dans le monde : on ne manque qu'à les appliquer.

PASCAL.

LIMOGES
IMPRIMERIE DE CHAPOULAUD FRÈRES
Décembre 1859

À

MON ILLUSTRE MAITRE ET AMI

MONSIEUR LE Dr CRUVEILHIER

Président de l'Académie impériale de Médecine

VICE-PRÉSIDENT

DE L'ASSOCIATION GÉNÉRALE DES MÉDECINS DE FRANCE

Dr B. - Séchaud.

AVANT-PROPOS

—

J'ai abordé une question essentiellement pratique en vue de la transmettre à mes honorables confrères de l'Association médicale de prévoyance de la Haute-Vienne; je n'ai eu dans mes appréciations qu'un seul but, celui d'informer par la voie de la presse ces membres qui doivent apporter leurs lumières afin d'établir des bases sur la grave question des intérêts moraux et matériels de la profession médicale; question qui sera, à ne pas en douter, sérieusement discutée lorsque notre très-digne et très-dévoué président convoquera, dans une prochaine réunion, tous les membres intelligents et généreux qui ont souscrit à une œuvre dont la grandeur se révèle par la réflexion qui vient fortifier le jugement de chacun.

Là, dans cette réunion générale, on n'aura pas à s'occuper de distinctions professionnelles, de ces flatteries qui plaisent toujours aux esprits médiocres et orgueilleux ; mais on s'occupera de faire le bien : *une plaie sociale étant donnée, trouver le remède.* — Les membres de notre Association sont sur la bonne voie; car aucun autre département n'a montré tant de zèle pour l'organisation d'une société locale; mais il arrive malheureusement trop souvent que certaines rivalités mesquines, imbues de préjugés, indifférentes, apathiques, d'un esprit étroit et égoïste, qui flottent dans l'indécision, sont une entrave à la réalisation d'une entente confraternelle qui doit faire aboutir à d'heureux résultats, soit en faveur du corps médical, soit en faveur d'autres classes de la société....

Ces idées de réformes, en harmonie avec les besoins sociaux, soumises à un examen rigoureux, porteront leurs fruits, j'en ai la conviction ; mais, pour cela, il faut du zèle, de la persévérance, de l'abnégation.

Dans le texte qui va suivre je ne crois avoir blessé la susceptibilité de personne : j'ai écrit avec mon cœur; si je me trompé, c'est un malheur; mais je ne le crois pas, parce que mes idées me semblent *appartenir à la justice et à la vérité.* En fournissant des éléments, des matériaux à un nouvel édifice, j'ai cru révéler aux yeux de tous la plus belle des institutions; mais, avant tout, mettons de côté les préjugés de la vieille société, qui ont encore une certaine prépondérance, préjugés fâcheux, qui disparaîtront lorsque chacun sera pénétré du devoir qu'il a à remplir envers ses semblables.

C'est une question très-délicate que nous allons traiter; cependant, en généralisant un peu, nous pourrons arriver un jour à cette nouvelle étape : — qu'un médecin, pour être rétribué de ses honoraires, n'aura plus besoin d'avoir affaire à ses clients, puisqu'il pourrait, d'après mon système, avoir des appointements tout aussi bien que d'autres membres de la société rétribués par l'État. Cette preuve matérielle, qui m'incombe, et que je donne présentement par de simples aperçus, sera complétée dans une nouvelle publication que je ne ferai pas attendre (1).

(1) Par une association d'idées que je crois conformes à la raison, l'Association médicale de prévoyance, établie déjà sur de solides bases, est d'un bon augure pour l'avenir. — Les autres associations, sous les dénominations d'Association agricole et industrielle de prévoyance ; Association militaire de prévoyance ; Association maternelle de prévoyance ; ces quatre associations se lient tellement d'après mes principes qu'elles pourraient n'en former qu'une seule un jour.

Pour ce qui regarde les honoraires du médecin, un article exceptionnel en dehors des quatre impositions constaterait l'adhésion à une des trois associations. Les malades seraient soignés sans avoir à s'inquiéter de la rémunération du médecin. — Le médecin, recevant un traitement fixe, remplirait ses devoirs avec exactitude : mais il faudrait (ce qui est réservé pour l'avenir) un ou deux médecins par chaque commune.

Présentement cela n'est pas possible : car il est démontré que, depuis vingt-cinq ans, en France comme en Belgique, le nombre des réceptions pour le titre de docteur en médecine diminue chaque année. — La raison en est que, les études étant fortes et dispendieuses, ce titre, bien qu'élevé, n'offre pas de garanties suffisantes pour l'avenir de celui qui se trouve sans fortune ; et, les campagnes manquent souvent de médecin, par le seul fait qu'un médecin qui s'y établirait ne gagnerait pas suffisamment pour vivre : voilà donc, en dernière analyse, une lacune à combler.

DES

INTÉRÊTS MORAUX ET MATÉRIELS

DE LA PROFESSION MÉDICALE

DANS LE DÉPARTEMENT DE LA HAUTE-VIENNE

PREMIÈRE PARTIE

Membre de la commission (1) chargée de faire un rapport sur les intérêts moraux et matériels de la profession médicale dans notre département, je viens aujourd'hui, et en mon nom, soumettre à l'examen de mes confrères mes idées sur cette question. Je n'ai pas la prétention de donner une solution complète du problème : cela serait assurément téméraire ; mais, après

(1) Cette commission est composée de MM. BLEYNIE, professeur d'accouchements à l'École de Médecine de Limoges, *président ;* FOUGÈRES, secrétaire de la Société de Médecine, *secrétaire ;* MONTANCEIX, docteur en médecine ; THOUVENET, docteur en médecine ; BRISSAUD, docteur en médecine ; LEMAS, docteur en médecine, et BRUN-SÉCHAUD, docteur en médecine.

mûre réflexion, et ayant agi dans la mesure de mes forces, je n'ai pas craint de leur exposer mes vues sur des intérêts qui se rattachent à la première des professions, et partant à sauvegarder sa dignité, son honorabilité, enfin la considération qui lui est due à juste titre.

Dans les campagnes, comme dans les villes, on s'aperçoit que l'exercice de la médecine est fréquemment suivi de déceptions amères, qui font assez souvent regretter d'avoir consacré les plus belles années de sa vie à l'art difficile de guérir ou de soulager les maux de la pauvre humanité.

On se demande, dans l'état actuel d'une société progressive, comment il se trouve de la résistance de la part d'individus qui, à tous les moments donnés de la vie, viennent réclamer nos soins, et dont la reconnaissance disparaît avec le danger ; qui viennent plus tard, dis-je, non-seulement nous témoigner de l'ingratitude, mais nous calomnier en mettant en suspicion nos connaissances, notre travail et le dévoûment que la profession nécessite. Là, cette ingratitude aigrit le cœur du médecin probe, et engendre l'aversion, et pourtant, dans bien des circonstances, le médecin est tout ; car on compte sur lui comme sur l'ancre de salut qui doit rendre à la famille le bonheur momentanément perdu !...

Ainsi que nous l'avons fait pressentir, notre tâche est difficile : cependant *melius anceps quam nullum*, comme nous disons en thérapeutique ; et, si ce que nous voulons n'est pas en harmonie parfaite avec les sentiments de nos confrères, nous aurons au moins fait preuve de bon vouloir en essayant de changer la face de l'état actuel des choses, la profession médicale se trouvant sérieusement mise en cause.

La société, telle qu'elle existe de nos jours, n'est pas parfaite : tout le monde le sent. Or, si nous tendons tous à corriger ses défauts, quelles que soient les branches des connaissances humaines que des hommes éclairés abordent avec intrépidité et persévérance, c'est dans le but très-louable de trouver un remède efficace au reste de l'infirmité humaine.

Quoi qu'il en soit de ces appréciations au point de vue philosophique, j'arrive naturellement à entretenir mes confrères des intérêts moraux et matériels de la profession pénible que nous exerçons, surtout dans les campagnes.

INTÉRÊTS MORAUX.

La médecine serait un véritable sacerdoce si chaque membre avait les ressources nécessaires pour se mettre constamment au-dessus des besoins de la vie matérielle. Hélas ! il n'en n'est point ainsi, puisque ceux qui l'étudient possèdent peu en général : mais ils ont assez de courage pour surmonter les difficultés sans nombre qui sont de nature à les dégoûter ; mais le désir de se rendre utiles l'emporte sur d'autres considérations : cela seul les honore, soit dit en passant.

Maintenant, pour qu'une profession soit honorée et respectée, il faut que ceux qui l'exercent soient honorables et respectables, et qu'ils se pénètrent bien de toute l'étendue de leurs devoirs : devoirs envers leurs malades, devoirs envers leurs confrères, devoirs envers eux-mêmes. La noble profession que nous exerçons (la vie de nos semblables étant mise en cause) est une profession d'étude, d'abnégation, de dévoûment et de sacrifices.

Mais, encore une fois, il faut que le droit au travail, qui est le droit de vivre, soit suffisamment rémunéré ; car, s'il en était autrement, cette solidarité qui doit exister entre tous les hommes ne serait qu'un mensonge : dès lors la duplicité, la fourberie des sociétés vieillies, marâtres et intolérantes, reprendraient le dessus : ce qui ne doit plus exister. La société actuelle, éminemment progressive, voyant dans le lointain une source qui *remplira le torrent des épines*, comme dit l'Écriture ; cette société, qui tend à sa perfection selon les lois de Dieu, doit, par sa marche ascensionnelle, procurer à tous une certaine somme de bonheur.

INTÉRÊTS MATÉRIELS.

Les intérêts matériels de la profession médicale sont-ils de nature à être soumis à des règlements ou à des discussions académiques? — Un grand nombre répondra : *Non :* nous, nous répondrons : *Oui,* malgré les difficultés du terrain. En effet, les diversités de fortunes peuvent bien, il est vrai, mettre une entrave pour ériger en principes ce que la raison et le bon sens nous indiquent de faire afin d'arriver à d'heureux résultats ; mais, une plaie sociale étant donnée, il s'agit de trouver le remède : or ce remède ne peut se trouver que dans un *consensus* parfait d'hommes compétents et observateurs qui ont très-bien compris qu'il existe un vice dans notre organisation médicale, vice, bien entendu, qui a trait aux honoraires de la profession : par conséquent, j'ai jugé convenable, eu égard au tarif du clergé, à celui du corps des notaires, auxquels la loi accorde des honoraires en raison de la fortune des individus (car le marc le franc est presque de rigueur, surtout pour les testaments) ; j'ai jugé convenable, dis-je, de vous proposer d'émettre le vœu que la même marche soit suivie en ce qui concerne les médecins.

Dans tous les cas, en nous conformant à ce qui est établi pour les honoraires du clergé et des notaires, nous n'avons, dans nos motifs de réformes, d'autres prétentions que celle de réclamer une rétribution suffisante afin de maintenir l'élévation, l'honorabilité de la profession, en nous rendant utiles à nos semblables.

Je n'ai pas en vue de me montrer exigeant, et d'invoquer les bénéfices de la loi, qui favorise les notaires ; mais j'émets le vœu que des catégories soient établies parmi les clients qui réclament nos soins. Ainsi, en divisant les membres de la société en quatre classes (1), je propose que la première catégorie, qui comprend tous les indigents, *soit soignée gratis* et de préférence aux autres classes ; que les médecins réclament énergiquement, envers les bureaux de bienfaisance, les secours à domicile, soit en médicaments, soit en pain, viande, vin et argent (2).

(1) Je dirai plus loin que ces classes peuvent être réduites à trois.

(2) Les termes *bureaux de bienfaisance* sont remplacés par ceux-ci : *bureaux de prévoyance*.

Ces médecins devront réclamer, auprès de l'administration départementale, l'établissement de bureaux de bienfaisance dans *toutes les communes*, afin que cette classe déshéritée soit suffisamment secourue en cas de maladie (1).

Pour la deuxième catégorie, qui comprend la classe ouvrière, le prix des visites en ville sera de *un* franc ; les petites opérations, de *un* franc, *deux* francs, *trois* francs au plus; les grandes, depuis *dix* francs jusqu'à *cinquante* francs au plus.

Pour la troisième catégorie (classe moyenne, comprenant les commerçants, les petits propriétaires, les industriels, etc.), le prix des visites en ville sera de *un* franc *cinquante* centimes; les petites opérations, de *deux* à *cinq* francs; les grandes, de *vingt-cinq* à *cent* francs.

Pour la quatrième catégorie (propriétaires riches, dignitaires, rentiers, etc.), le prix des visites sera de *deux* francs au moins; les petites opérations, de *cinq* francs au moins, et de *vingt* francs au plus; les grandes, de *cent* francs et au-delà, suivant les fortunes.

Les médecins ne pourront toutefois réclamer devant la justice qu'un tiers en sus du *maximum* porté par le présent règlement.

Pour les frais de voyage et distances parcourues, les médecins des villes auront droit à une rétribution; savoir : pour quinze kilomètres parcourus, à *neuf*

(1) « Mes meilleurs malades sont les pauvres, disait le grand Boerhaave, parce que Dieu est chargé de me payer pour eux. »

francs pour la classe ouvrière ; — à *quinze* francs pour la classe de la troisième catégorie, — et à *vingt-cinq* francs pour la quatrième catégorie.

Lorsque le médecin dépassera seize kilomètres, le prix du déplacement sera proportionnel à la distance ; mais il ne pourra dépasser *cent* francs pour trente-deux kilomètres parcourus.

Les médecins des campagnes ou des petites villes ne font pas exception à la règle formulée pour les médecins des villes.

Tel est, Messieurs, le travail, très-certainement incomplet, que je viens vous présenter aujourd'hui pour remplir une tâche des plus délicates et des plus difficiles. Si je n'ai pas atteint le but désiré, je me suis montré zélé pour vous proposer des réformes s'harmonisant avec le droit et la justice ; et *les jalons posés* seront, il faut l'espérer, un enseignement pour l'avenir de la profession médicale.

DEUXIÈME PARTIE

Nisi utile est quod facimus, stulta gloria.

INSTRUCTION ET RÈGLEMENT

Du grand principe d'association naît le principe de la solidarité, qui n'est elle-même que le sentiment, ou, si l'on aime mieux, l'instinct de la conservation, ayant deux auxiliaires, qui sont : de faire à son semblable ce qu'il voudrait qui lui fût fait, et celui de se défendre de faire ce qu'il ne voudrait pas qui lui fût fait. Ces trois principes, se liant intimement, constituent la solidarité, qui exprime l'ordre parfait qui doit exister parmi les hommes. Cette solidarité ne peut pas nous effrayer, et nous forger des chaînes en portant atteinte à la liberté et à l'indépendance individuelles; car, à part les préjugés de la vieille société, la dignité de la profession, qui se lie au progrès social, ne le comporte pas.

Nous nous sommes constitués en société locale, et nous avons voté, à l'unanimité, notre agrégation à l'Association générale, dont le centre est à Paris. Il y avait pour cela des raisons majeures, qu'il serait superflu de signaler ; mais notre droit d'initiative reste toujours le même, et nous avons l'espoir que, quand on aura atteint le but, qui est la bonne confraternité, la certitude de vivre en travaillant, de donner à chacun des membres de l'Association cette satisfaction intellectuelle et morale qui lui est nécessaire, qui lui revient de droit, puisqu'il a sacrifié son patrimoine ou une partie de ce patrimoine, il doit obtenir la rémunération qui lui est due. D'ailleurs ce sacrifice est largement rémunéré quand on songe que le salut de nos semblables est mis en cause. Cependant, encore une fois, il faut vivre, vivre en travaillant : — ces droits nous sont acquis par la force des choses, et ne peuvent être contestés.

Quoi qu'il en soit, partant d'un principe également vrai, nous devons arriver naturellement à une même conséquence pour tous, et cela constitue l'ordre parfait que nous voulons atteindre : la solidarité est donc le point de départ. Les lois innées qui s'y rattachent étant une émanation de Dieu, nous devons les rechercher pour en faire l'application dans notre nouvelle organisation médicale, qui grandit chaque jour, et qui grandira encore, nous ne devons pas en douter, et, comme dit la Bible, nous parviendrons *à combler le torrent des épines.*

C'est là, en résumé, le but réel de l'Association; c'est le progrès médico-social dans toute l'acception du mot; et l'impulsion donnée au mouvement progressif qui s'opère ou qui doit s'opérer par de sages réformes aura, nous ne devons pas en douter, du retentissement dans d'autres corporations, qui se fortifieront en agissant d'après la marche que nous avons suivie jusqu'à présent, et dont le succès de cette belle entreprise (Société de prévoyance) est un sûr garant pour l'avenir du corps médical (1).

Ainsi donc le concours des autres membres de la Société, en suivant l'exemple que nous leur donnons, nous ramènera un jour à l'unité de cette grande famille qui a nom *humanité*, mot divin qui ne peut être remplacé par aucun autre.

C'est donc, en dernière analyse, la juste récompense des travailleurs de tout genre que nous recherchons. En effet, pour arriver à un résultat sérieux ; tel que nous devons tous le désirer, nous répèterons tous jusqu'à satiété : *Une plaie sociale étant donnée, trouver le remède....* C'est le problème que je me suis proposé de résoudre depuis long-temps, et l'on peut s'apercevoir que ce problème peut avoir sa solution, non présentement, mais dans un avenir plus

(1) Les associations diverses qui pourront se former en suivant la noble impulsion donnée par le corps médical sont celles-ci

1° *Association agricole et industrielle de prévoyance* (tous les ouvriers compris);

2° *Association militaire de prévoyance ;*

3° *Association maternelle de prévoyance.*

Cette dernière institution est relative aux enfants illégitimes. Or les personnes bienveillantes qui peuvent disposer d'une partie de leur superflu, *sans autoriser le vice ou le libertinage*, reconnaîtront que, en s'associant aux soins paternels de l'État ou à sa tutelle, elles concourront à éteindre les crimes d'infanticide. Voilà la grandeur de la chose pour les âmes sensibles qui aiment l'humanité et la justice.

« J'aime mieux ma famille que moi; j'aime mieux ma patrie que ma famille ; mais j'aime davantage l'humanité », a dit Fénelon.

ou moins éloigné, en continuant à suivre la voie qui nous est tracée. Or, comme les grandes pensées viennent du cœur, ainsi que le dit Vauvenargues, l'initiative que nous prenons ne peut qu'honorer le corps médical.

J'abandonne pour un instant cet ordre d'idées, qui peuvent ne pas convenir à tout le monde, et je vais essayer de compléter, autant que possible, mon premier travail sur cette grave question des intérêts moraux et matériels du corps médical; question q[illegible], aux yeux de tous, est de la plus haute importance.

Dans la première partie, je disais qu'il était urgent et d'indispensable nécessité de créer des bureaux de bienfaisance dans toutes les communes du département, et de solliciter auprès de M. le préfet de la Haute-Vienne l'organisation de l'assistance médicale en faveur d'une classe pauvre et malade, des secours à domicile de toute nature. M. le préfet, par une heureuse coïncidence, a dignement fait ce que j'avais l'intention de lui proposer. Au surplus, M. le préfet, qui veut généreusement marcher avec l'époque, avait proposé, depuis le 31 janvier dernier, à MM. les maires de son ressort, des mesures pour éteindre la mendicité dans toutes les communes; mais ce n'était jusque là qu'une partie du problème qui est à résoudre.

M. le préfet poursuit avec zèle et persévérance (nous devons le déclarer à son avantage) cette œuvre difficile, qu'il veut bien attaquer de front, ainsi que vous pourrez en avoir la preuve par sa circulaire à MM. les sous-préfets et maires, dont la date récente est du 31 octobre dernier ; circulaire lumineuse où il est question de l'organisation de l'assistance médicale (1).

Cette initiative est d'une grande importance ; car elle tend à faire disparaître, en voyant d'un peu loin,

(1) Les mots *assistance*, *charité*, *secours*, *bienfaisance*, mots humiliants pour tout être qui porte le nom d'homme, et qui vit en travaillant, mais qui se trouve empêché par la maladie, doivent être remplacés par le mot *prévoyance*. J'ai adopté ce mot pour ne plus suivre l'ornière de la routine de la vieille société, laquelle, en faisant une orgueilleuse aumône, *voulait faire ressortir sa supériorité*; mais, les temps étant changés, et l'hypocrisie devant passer de mode, — chacun maintenant doit se déterminer à faire le bien sérieusement et de cœur; ou, si on n'a pas intention réelle de le faire, s'abstenir de toute démonstration, qui de nos jours serait ridicule.

Cette observation, peut-être un peu sévère, n'est pas sans importance; car elle oblige tout le monde à suivre la droite ligne, à avoir le cœur droit, si on veut avoir un peu de bonheur avant que l'âme retourne au ciel. — J'ai résolu, dis-je, de substituer à ces mots vieillis les suivants :

1° Pour le mot *assistance*, celui de *prévoyance*, avec l'épithète, si l'on veut, de *publique* ou *sociale* : cela ne peut être contraire à la raison et au bon sens;

2° Les autres termes *charité*, *secours*, *bienfaisance*, *aumône*, qui sentent malheureusement la pauvreté de plusieurs lieues, doivent être remplacés, dans l'état actuel des choses, par le mot générique *prévoyance*, en tant que des associations seront fondées, cela s'entend; car, s'il en était autrement, le dictionnaire protesterait, et il aurait raison, contre notre manière de voir : seulement nous devons faire observer que le mot *prévoyance* renferme tout, et qu'il nous conduit à l'unité par l'ensemble des associations. Voilà, selon moi, le progrès social qui se réalisera avant peu.

beaucoup de souffrances. On y arriverait en prélevant 2 centimes pour la journée d'un ouvrier quelconque, ainsi qu'on le pratique pour les ouvriers qui sont occupés aux chemins de fer, minime somme qui est destinée à payer leur admission à l'hôpital et les honoraires du médecin employé sur les lignes, qui est par cela même obligé de se déplacer. — C'est une dépense de 60 centimes par mois : les ouvriers ne s'en aperçoivent pas : ce qui le prouve, c'est qu'ils ne manifestent aucune plainte, aucun mécontentement.

Donc, s'il en était ainsi pour les autres travailleurs, les bureaux de bienfaisance donneraient plus largement, rempliraient ainsi une des conditions du problème; et partant l'assistance publique, en fonctionnant comme nous l'entendons, ne serait plus une misérable aumône : la dignité de l'homme se trouverait relevée et satisfaite sous beaucoup de rapports; les souffrances se trouveraient allégées ainsi que les besoins, qui se renouvellent sans cesse (1).

Le corps médical se composant de médecins, de pharmaciens, de sages-femmes, émet le vœu que tous fassent partie de l'Association de prévoyance, et sans distinction aucune. L'admission de la sage-femme vous paraîtra sans doute une anomalie : il n'en est rien. Faisant partie intégrante du corps médical,

(1) Je dirai plus tard que les dépôts de 2 centimes pourraient se faire dans toutes les mairies des communes, et que des récépissés seraient délivrés à ceux qui feraient travailler. Chaque année, le produit de ces recettes serait envoyé à la caisse de prévoyance établie à Paris ou au chef-lieu du département.

elle a les mêmes droits que nous : or, si nous insistons pour qu'elle soit admise, c'est dans un but essentiellement moralisateur, car, vous ne l'ignorez pas, chers confrères, la sage-femme est fréquemment entraînée par les suggestions, par les prières, par l'appât du gain, à provoquer des avortements, et, — je n'hésite pas à le dire, — c'est ce dernier mobile qui l'entraîne à sa perte : les cours d'assises sont la justification de ce que j'avance. Les statistiques de Paris sur l'avortement, la découverte de cinq kilogrammes de seigle ergoté chez une sage-femme, l'indiquent suffisamment, ainsi que d'autres actes révélés par de très-honorables confrères, et ne doivent laisser aucun doute dans votre esprit.

Eh bien donc, pour rendre la sage-femme *sage*, par conséquent honnête, nous ne devons pas hésiter à l'admettre; car cette praticienne, pénétrée de la dignité, de la nécessité de son ministère, deviendrait meilleure, et se pénètrerait mieux, dans un intérêt d'avenir, des devoirs sacrés qu'elle a à remplir avec la société qui a besoin de se régénérer; — société exigeante et sévère, qui flétrit toujours le crime!... Je conclus donc à ce que les sages-femmes soient admises à faire partie de notre Association de prévoyance, afin qu'elles puissent participer un jour aux bienfaits que cette Association doit nécessairement produire. A part l'honneur de participer à une grande institution, elles trouveraient dans notre nouvelle organisation médico-sociale un avantage réel pour parer aux éventualités et aux inconstances de la fortune. Les sages-femmes n'hésiteront pas, nous devons le penser, à donner leur adhésion lorsqu'elles seront pénétrées de l'importance de la chose. Je passe à un autre ordre d'idées.

Exercice illégal de la médecine.

Des abus sans nombre se commettent tous les jours, tant à la ville qu'à la campagne, pour exercice illégal de la médecine : ces abus, tout en provoquant un sourire de pitié de la part du médecin intègre, le portent néanmoins à s'émouvoir de ces conjurations d'un mal quelconque ; *opérations* qui se pratiquent par des signes, des paroles cabalistiques, par l'intervention mystérieuse d'un saint d'une localité plus ou moins éloignée. — Passons sur tout cela ; mais, si on reconnaît, comme moi, que c'est une atteinte portée à la dignité de la médecine, à la grandeur du but qu'elle se propose, évidemment vous serez portés à admettre qu'il y a quelque chose à faire pour réprimer de pareils abus : je dis cela sans préoccupation d'intérêts personnels, et les hommes justes et éclairés vous devront, soyez en sûrs, de la reconnaissance pour les réformes que nous allons introduire au sein du corps médical.

Moyens proposés pour la répression du charlatanisme dans la Haute-Vienne.

Les charlatans de ville, tels que les *somnambules lucides et leurs compères*, ceux des places publiques assimilés aux *rabouteurs*, *conjurateurs*, sorciers émérites de tous genres, qu'on *brûlait modestement au moyen âge*, mais qui, dans un siècle de civilisation, ne peuvent être atteints que par la loi ; ces hommes cupides envahissent effrontément les bourgades, les villages, et les niais se laissent aisément prendre à des paroles insinuantes qui ont l'apparence de la vérité.

Tous ces abus doivent être supprimés dans l'intérêt général; car une société progressive telle qu'elle existe à notre époque ne doit plus avoir de tolérance pour des hommes qui veulent continuer à exploiter la crédulité, l'ignorance d'ames simples et naïves, *qui veulent guérir* à tout prix.

Par ces divers motifs je propose, pour réprimer le charlatanisme dans notre département :

1° Le tirage au sort de dix membres (quatre de Limoges, et six pour les trois autres arrondissements), pris parmi tous les membres de l'Association.

2° Cette commission, dont le siége sera à Limoges, poursuivra correctionnellement ceux qui lui seront signalés par les membres de différentes localités.

3° Avant d'intenter une action devant les tribunaux, le conseil de notre Société fera auprès de M. le préfet des démarches dans le but d'obtenir de MM. les maires des communes qu'ils préviennent par un simple avertissement, des conseils de prudence, pour que les délinquants n'aient plus à s'occuper de médecine pratique, sous peine d'être poursuivis s'il leur arrivait de ne tenir aucun compte des bons conseils des maires : c'est alors que la commission agirait sous la protection de la loi, et une enquête serait ordonnée à ces fins.

4° La commission sera renouvelée tous les ans, et les noms des membres qui auront rempli leur mission pendant un an seront supprimés de l'urne de scrutin.

Médecins des bureaux de prévoyance.

Art. 1er. — A l'avenir le titre de médecin cantonal sera supprimé, et remplacé par celui de médecin des bureaux de *prévoyance*.

Art. 2. — Tout médecin des campagnes faisant partie ou non de l'association aura une circonscription égale, et bénéficiera, à cause de son déplacement, d'une partie de la somme qui pourra être allouée annuellement par l'autorité administrative.

Art. 3. — L'administration départementale s'étant généreusement engagée à organiser l'assistance médicale, qui rentre naturellement dans le mot *prévoyance*, ce mot renferme, ainsi que nous l'avons déjà établi, tous les autres termes, qui ne peuvent avoir une meilleure signification, puisque ce mot *prévoyance* ne blesse personne.

Art. 4. — Si, dans un avenir prochain, l'Association de prévoyance des médecins de la Haute-Vienne trouve qu'il y ait nécessité à modifier son règlement, je serai toujours disposé à accepter un changement qui serait favorable aux pauvres malades et à notre société, instituée dans le but de venir en aide *à tous ceux qui vivent au sein de notre milieu social*, peu importe la sphère dans laquelle on se trouve, et sans distinction aucune d'individualité.

Pensions de retraite à accorder aux membres de l'Association médicale de prévoyance de la Haute-Vienne.

Art. 1er. — Après trente ans d'exercice, à partir du jour de la fondation de l'Association de prévoyance, chaque membre aura droit à une pension dont le chiffre sera déterminé d'après les fonds disponibles qui seront en caisse.

Art. 2. — Si les membres veulent en faire l'abandon, ils en disposeront à leur gré, soit en faveur de l'Association médicale, soit en faveur des bureaux de prévoyance.

Art. 3. — La pension serait augmentée dans le cas où les moyens d'existence seraient insuffisants; mais cette augmentation n'aurait lieu qu'après délibération du conseil, qui convoquerait les associés à ces fins.

Art. 4. — Chaque membre censé s'être retiré de la carrière médicale après soixante-dix ans, et en particulier celui qui exerce dans les campagnes, où il ne pourrait monter à cheval sans courir des dangers, recevra, sur sa réclamation, une pension de retraite qui lui serait accordée de droit, mais seulement après avoir fait partie de l'Association pendant quinze ans; dans tout autre cas, il n'aurait droit qu'à une rétribution temporaire.

Discipline médicale.

ART. 1er. — Les membres qui font partie de l'Association médicale de prévoyance ne pourront, sous quelque prétexte que ce soit, poursuivre devant les tribunaux les confrères contre lesquels ils pourraient avoir des griefs, sans, au préalable, en avoir informé le conseil, qui prendra une décision s'il y a lieu, autorisera ou rejettera ces poursuites par des conclusions motivées.

ART. 2. — Toute infraction à l'article qui précède est un cas d'exclusion : cependant, pour ménager toute susceptibilité professionnelle, on passera aux voix lorsque l'Association sera convoquée en assemblée générale.

ART. 3. — Les actes de la vie privée du médecin, du pharmacien et de la sage-femme qui font partie de l'Association sont exempts de tout contrôle.

ART. 4. — Dans les cas, prévus par la loi, où il y aurait infraction avec ou sans intention, le conseil d'administration aurait à faire un rapport, qui serait discuté en séance générale où chacun émettrait librement son vote et au scrutin secret.

ART. 5. — L'exclusion ne pourra avoir lieu qu'après l'enquête d'une commission composée de trois membres tirés au sort dans la commission des dix, qui auront à faire un rapport qui sera lu et discuté en assemblée générale.

Voici maintenant les articles du règlement que je propose :

RÈGLEMENT.

TITRE Ier.

Dispositions générales.

Art. 1er. — Le titre d'*Association de prévoyance et de secours mutuels des médecins, pharmaciens, sages-femmes de la Haute-Vienne* est remplacé par celui-ci : *Association médicale de prévoyance de la Haute-Vienne.*

Art. 2. — Feront partie de l'Association tous les médecins, pharmaciens, sages-femmes qui exercent en vertu d'un titre légal.

Art. 3. — La solidarité des membres du corps médical les oblige à des devoirs envers leurs malades, envers leurs confrères, envers eux-mêmes, sans toutefois que ces devoirs puissent porter atteinte à leur liberté, à leur indépendance.

Art. 4. — De l'honorabilité de la profession médicale découle la satisfaction intellectuelle et morale, et comme conséquence le bien-être pour tous ses membres.

Art. 5. — Si on veut que la profession médicale soit honorée et respectée, il convient que celui qui l'exerce soit honorable et respectable, ce qui est la conséquence obligée de toutes les améliorations à introduire parmi les membres du corps médical, et essentiellement de la solidarité qui prend sa source dans les lois physiques et morales, qui constituent l'unité, c'est-à-dire l'ordre parfait en toutes choses.

Le fonctionnement régulier de l'*Association médicale de prévoyance de la Haute-Vienne* étant basé sur cet accord, cet ordre parfait sera très-certainement une garantie pour l'avenir des membres qui composeront cette Association; et le bien qu'elle fera, si elle n'en profite pas immédiatement, réjaillira sur un avenir plus ou moins éloigné, ou mieux encore sur les générations médicales futures, qui n'hésiteront pas à approuver cette noble et belle institution, qui se résume par ces deux termes : assurer le présent, et consolider l'avenir.

TITRE II.

Dispositions particulières et transitoires.

Art. 7. — Tous les indigents des villes seront soignés gratis.

Art. 8. — S'il y a un déplacement par rapport aux médecins des campagnes, le bureau de prévoyance de la commune émettra son avis, et le chef de l'administration départementale statuera sur la réclamation d'honoraires demandés par le médecin ou la sage-femme (1).

Art. 9. — Les médecins réclameront aux bureaux de prévoyance tout ce qui sera nécessaire aux malades qu'ils auront à soigner :

1° Des médicaments ;

2° Du pain, de la viande, du vin, des vêtements et de l'argent, et tout cela conformément aux positions des malades dont les besoins seront évidents.

Art. 10. — Pour la deuxième catégorie de malades, qui comprend tous les ouvriers sans distinction aucune, le prix des visites en ville sera de 1 fr. ; les petites opérations, de 1, 2 à 3 fr. au plus ; les grandes, depuis 10 fr. jusqu'à 50 fr. au plus.

Art. 11. — Pour la troisième catégorie (classe moyenne, comprenant les commerçants, les industriels, les petits propriétaires, etc.), le prix des visites en ville sera de 1 fr. 50 c. ; les petites opérations, de 2 à 5 fr. ; les grandes, de 25 à 100 fr.

(1) Le préfet, à qui cette tâche incombe, pourra, afin de ne pas se trouver embarrassé, se conformer aux articles 16, 17, 19 et 24 du règlement du 18 juin 1811, afin qu'il soit délivré exécution pour la somme allouée conformément à l'article 140 du même règlement.

Art. 12. — Pour la quatrième catégorie (propriétaires riches, dignitaires, rentiers, etc.), le prix des visites sera de 2 fr. au moins; les petites opérations, de 5 fr. au moins, et de 20 fr. au plus; les grandes, de 100 fr. et au-delà, suivant les fortunes.

Art. 13. — Les médecins qui auraient des poursuites à exercer contre certains clients ne pourront, dans toutes les circonstances, que réclamer un tiers en sus des différents articles qui constituent le présent règlement : ce tiers en plus se trouve motivé par rapport aux contrariétés de tous genres et aux pertes de temps que nécessite un procès qui offre souvent du dégoût, de l'aversion, et parfois aussi l'occasion de peines morales.

Art. 14. — Pour les frais de voyages et distances parcourues, les médecins des villes auront droit à une rétribution, savoir : pour 15 kilomètres parcourus, à 9 fr. pour la classe ouvrière; à 15 fr. pour la classe de la troisième catégorie, et à 25 fr. pour la quatrième catégorie.

Art. 15. — Lorsque le médecin dépassera 16 kilomètres, le prix du déplacement sera proportionnel à la distance; mais il ne pourra dépasser 100 fr. pour 32 kilomètres. Les médecins des campagnes ou des petites villes ne font pas exception à la règle formulée pour les médecins des villes.

Art. 16. — Séjour auprès des malades. — Le séjour auprès d'un malade de la classe ouvrière est de 15 francs pour 24 heures, y compris le transport (si toutefois ce transport ne dépasse pas 5 kilomètres pour aller); le médecin a droit à 25 centimes par kilomètre au-delà de cette distance (aller et venir); pour la troisième classe, il a droit à 30 francs, y compris la distance parcourue; pour 5 kilomètres et au-delà, à 50 centimes en plus par kilomètre parcouru, sans compter le retour.

Pour la quatrième classe, pour 24 heures de séjour, 50 francs; par kilomètre parcouru, 2 francs y compris le retour.

Art. 17. — Les consultations ne pourront être au-dessous de 1 franc, et de 20 francs au plus pour les deuxième, troisième et quatrième catégories.

TITRE III.

1° Simples certificats ; rapports devant paraître en police correctionnelle. — 2° Honoraires du médecin pour visites, et soins donnés pour coups et blessures résultant d'une rixe ou d'un guet-apens. — 3° Rapport d'expertise pour la taxe des honoraires d'un confrère.

Art. 18. — Le certificat pour les indigents est gratis ; pour la deuxième catégorie (les ouvriers), 2 fr. ; pour la troisième catégorie, 5 fr. ; pour la quatrième catégorie, 20 fr.

TITRE IV.

Rapport rédigé par le médecin pour être présenté en police correctionnelle.

Art. 19. — Pour les indigents, *rien ;* pour la deuxième catégorie, 3 fr. ; pour la troisième catégorie, 10 fr. ; pour la quatrième catégorie, 30 fr.

TITRE V.

Honoraires du médecin pour visites et soins donnés pour coups et blessures.

Art. 20. — Première catégorie, *rien.*

Deuxième catégorie : visite, 1 fr. ; pansement, 1 fr. ; transport, 50 c. par kilomètre parcouru, sans compter le retour.

Troisième catégorie : visite, 3 fr. ; transport, 75 c. par kilomètre parcouru, sans compter le retour.

Quatrième catégorie : visite, 5 fr. ; pansement, 5 fr. ; transport, 1 fr. 50 c. par kilomètre parcouru, y compris le retour.

TITRE VI.

Répression du charlatanisme.

Art. 21. — Les charlatans de ville, tels que *somnambules lucides et leurs compères;* ceux des places publiques assimilés aux *rabouteurs, conjurateurs, sorciers* de tous genres, seront supprimés.

Art. 22. — Pour la répression de ces abus, dix membres seront chaque année tirés au sort; quatre seront pris parmi les médecins de Limoges, et six dans les arrondissements de Bellac, Rochechouart et Saint-Yrieix.

Art. 23. — Cette commission, dont le siége sera à Limoges, poursuivra correctionnellement les délinquants qui lui seront signalés par les membres de l'Association qui résident dans les localités où ces abus se commettent.

Art. 24. — Avant d'intenter une action devant les tribunaux, le conseil de notre Société fera auprès de M. le préfet des démarches dans le but d'obtenir de MM. les maires des communes qu'ils aient à prévenir les délinquants afin d'éviter toute surprise de la part de ceux-ci, en leur faisant connaître que la loi les atteint du moment qu'il est reconnu qu'ils s'occupent de médecine pratique sans être nantis d'un titre légal.

Art. 25. — Si les bons conseils de MM. les maires ne produisent pas les résultats désirés, c'est alors que la commission agira sous la protection de la loi; une enquête sera ordonnée à ces fins, et on exercera ensuite les poursuites de rigueur.

Art. 26. — La commission sera renouvelée tous les ans; les noms des membres qui auront rempli leur mandat pendant un an seront supprimés de droit de l'urne de scrutin, et dix autres membres les remplaceront.

TITRE VII.

Médecins des bureaux de prévoyance de la Haute-Vienne.

Art. 27. — A l'avenir le titre de médecin cantonal sera supprimé, et remplacé par celui de médecin *des bureaux de prévoyance.*

Art. 28. — Tout médecin des campagnes faisant partie ou non de l'Association aura une circonscription égale, et bénéficiera, à cause de son déplacement, d'une partie de la somme qui pourrait être allouée annuellement par l'autorité administrative.

Art. 29. — L'administration départementale s'est généreusement engagée à organiser l'assistance médicale, qui rentre naturellement dans le mot *prévoyance*, mot qui renferme, ainsi que je l'ai déjà établi, tous les autres termes qui ne peuvent avoir une meilleure signification, puisqu'*il ne peut* blesser personne. Les bienfaits de cette nouvelle organisation seront sans doute de la plus haute importance, puisqu'ils ont trait à une question vitale.

Art. 30. — Si, dans un avenir prochain, l'Association de prévoyance des médecins de la Haute-Vienne trouve qu'il y ait nécessité à modifier son règlement, elle ne pourra le faire qu'en séance générale, après qu'on aura discuté les changements utiles à introduire; et ces changements auront lieu à la majorité relative des membres présents.

TITRE VIII.

Pensions de retraite à accorder aux membres de l'Association médicale de prévoyance de la Haute-Vienne.

Art. 31. — Après trente ans d'exercice à partir de la fondation de l'Association de prévoyance, chaque membre aura droit à une pension viagère dont le chiffre sera déterminé d'après les fonds disponibles qui seront en caisse.

Art. 32. — Si les membres veulent en faire l'abandon, ils en disposeront, à leur gré, soit en faveur de l'Association médicale, soit en faveur des bureaux de prévoyance.

Art. 33. — La pension ne pourrait être augmentée que dans le cas où les moyens d'existence seraient insuffisants; mais cette augmentation ne pourra avoir lieu qu'après délibération du conseil, qui convoquera à ces fins tous les membres de l'Association.

Art. 34. — Chaque membre censé s'être retiré de la carrière médicale après soixante-dix ans, particulièrement celui qui exerce dans les campagnes, qui ne pourra monter à cheval sans courir des dangers, recevra, sur sa réclamation, une pension de retraite, qui lui sera accordée de droit, mais seulement après avoir fait partie de l'Association pendant quinze ans. Dans tout autre cas, il n'aurait droit qu'à une rétribution temporaire.

TITRE IX.

Discipline médicale.

Art. 35. — Les membres qui font partie de l'*Association médicale de prévoyance* ne pourront, sous quelque prétexte que ce soit, poursuivre devant les tribunaux les confrères contre lesquels ils pourraient avoir des griefs, sans, au préalable, en avoir informé le conseil, qui prendra une décision s'il y a lieu, autorisera ou rejettera ces poursuites par des conclusions motivées.

Art. 36. — Toute infraction à l'article 36 est un cas d'exclusion : cependant, pour ménager toute susceptibilité professionnelle, on passera aux voix lorsque l'Association sera convoquée en assemblée générale.

Art. 37. — Les actes de la vie privée du médecin, du pharmacien et de la sage-femme qui font partie de l'Association sont exempts de tout contrôle.

Art. 38. — Dans les cas, prévus par la loi, où il y aurait infraction avec ou sans intention, le conseil d'administration aurait à faire un rapport qui serait discuté en séance générale, où chacun émettrait librement son vote au scrutin secret.

Art. 39. — L'exclusion définitive ne pourra avoir lieu qu'après l'enquête d'une commission composée de trois membres tirés au sort dans la commission des dix. D'après l'art. 23, ces trois membres auront à faire un rapport, qui sera lu et discuté en assemblée générale.

CONCLUSIONS.

PROPOSITION I.

La société actuelle est le régime des esprits modestes et éclairés, et elle est par cela même perfectible, c'est-à-dire que le progrès de nos temps modernes la conduit nécessairement, sans secousses violentes, à faire mieux que par par le passé ; — c'est dire encore que nous ne vivons plus sous le régime des esprits superbes ; — car, ainsi que le dit La Bruyère : « La moquerie est souvent indigence d'esprit ».

PROPOSITION II.

Le progrès social et équitable est écrit au Ciel : il doit suivre une marche ascensionnelle. Les esprits rétifs peuvent le retarder ; mais ils ne peuvent l'empêcher.

PROPOSITION III.

Le fruit du travail rend heureux : c'est la plus douce récompense ; — quand on songe qu'on s'est rendu utile, peu importe la sphère où on se trouve.

PROPOSITION IV.

Il est avantageux pour tout le monde qu'il n'y ait plus d'indigents, et j'ai la certitude que, sous un Gouvernement ferme, qui ne doit pas craindre de prendre l'initiative, puisqu'il s'agit de faire le bien, on pourra éteindre le paupérisme, et, par suite, les révolutions, qui sont une émanation de la misère, si toutefois on fait exception de quelques mauvaises passions.

L'homme, cette création supérieure, se rapproche de ce qui est la perfection.

PROPOSITION V.

Le premier devoir de l'homme est d'être juste. S'il ne l'est pas, il s'expose à des tribulations qui agitent sa conscience : dès-lors il se rend malheureux.

PROPOSITION VI.

Nous sommes tous nés pour être heureux, et l'auteur de la nature a voulu pour tous une égale somme de bonheur. Mais ce n'est pas dans la vie contemplative, mais bien dans la vie active, qu'on parviendra à trouver cette somme de bonheur. Le travail est donc l'élément indispensable de ce bonheur, qui est toujours à l'état de problème.

PROPOSITION VII.

En organisant des sociétés de prévoyance on organise le travail, qui est la source du bien-être, source inépuisable qui ne peut faire regretter d'avoir vécu.

PROPOSITION VIII.

Les quatre associations de prévoyance, ainsi désignées : *Association médicale de prévoyance ; — Association agricole et industrielle de prévoyance ; — Association militaire de prévoyance* ; — *Association maternelle de prévoyance* (enfants illégitimes) : ces quatre associations pourraient un jour n'en former qu'une seule sous cette dénomination : *Association générale de prévoyance de la nation française.*

PROPOSITION IX.

Les quatre catégories dont j'ai entretenu le lecteur peuvent être réduites à trois : la première catégorie comprenant tous les ouvriers, les indigents se trouvant par ce seul fait exonérés de ce triste titre, qui ne manque pas de blesser la dignité humaine.

PROPOSITION X.

Les ouvriers, colons, domestiques, etc., qui participeront à l'Association paieront annuellement 7 fr. 20 cent., qui seront prélevés sur leur travail ; ils auront droit à faire soigner quatre membres de leur famille ; à savoir : le grand-père et la grand'mère ; le mari et la femme ; et, à défaut du grand-père et de la grand'mère, les deux premiers nés remplaceront ceux-ci. Les autres enfants paieront seulement un douzième en sus de la cotisation annuelle : *ils recevront des médicaments gratis.*

PROPOSITION XI.

La deuxième catégorie comprend les petits propriétaires, les petits commerçants, etc., qui ont une fortune au-dessous de cent mille francs. Ils paieront 12 fr., et un droit d'admission de 3 fr. une fois payé. Ce douzième est réservé comme dans la première catégorie.

La troisième catégorie comprend tous les dignitaires de l'État, les gens riches, les rentiers, etc. Ils paieront 18 fr., et 5 fr. de droit d'admission une fois payés. Le douzième est réservé comme dans la première catégorie.

PROPOSITION XII.

Les médicaments ne pourront être délivrés gratis qu'à la première catégorie.

PROPOSITION XIII.

Des circonscriptions seront établies pour chaque médecin faisant partie de l'Association. S'il arrivait qu'un membre voulût appeler un autre médecin en dehors de sa circonscription, il paierait celui-ci indépendamment de sa cotisation, et du droit qui lui est conféré.

PROPOSITION XIV.

Les fonctionnaires de l'État, les employés de tous genres qui reçoivent des rétributions, seront classés d'après le montant de la somme qu'ils reçoivent annuellement.

PROPOSITION XV.

Tous les membres de l'Association auront droit à une pension de retraite après trente ans à partir du jour de la fondation de l'Association, ou du jour de leur admission à cette Association.

Ceux des membres qui auront soixante-dix ans révolus jouiront de cette pension lorsqu'il sera constaté qu'ils auront payé leur cotisation pendant quinze ans, au moins, à partir du jour de leur admission.

PROPOSITION XVI.

Le chef de famille aura seul droit à une pension viagère, ainsi qu'on le trouve établi dans la proposition XV.

PROPOSITION XVII.

Les membres de l'Association ou des diverses associations ne pourront recevoir de soins, sans rétribution exigible par le médecin, qu'après trois ans d'admission : — *les membres de la première catégorie font seuls exception à cette règle.*

PROPOSITION XVIII.

L'organisation établie sur les bases que je viens de proposer, aucun médecin ne ferait défaut : il remplirait avec exactitude son devoir, comme le font les professeurs des facultés de médecine et ceux qui sont attachés à un hôpital.

LIMOGES. — IMPRIMERIE DE CHAPOULAUD FRÈRES.

POUR PARAITRE INCESSAMMENT

NOUVELLES RECHERCHES

SUR

LA VOIX HUMAINE

ET

SON MÉCANISME DANS LE CHANT

PAR

J.-B.-P. BRUN-SÉCHAUD

DOCTEUR EN MÉDECINE

www.ingramcontent.com/pod-product-compliance
Lightning Source LLC
LaVergne TN
LVHW050501160826
845677LV00003B/883

9782329650791